CONTRIBUTION A L'ÉTUDE

DES FORMES FRUSTES

DE L'ANGINE DIPHTHÉRIQUE

PAR

Albert FOSSATY

DOCTEUR EN MÉDECINE DE LA FACULTÉ DE PARIS

PARIS

G. STEINHEIL, ÉDITEUR

2, rue Casimir-Delavigne, 2

1895

CONTRIBUTION A L'ÉTUDE

DES FORMES FRUSTES

DE L'ANGINE DIPHTHÉRIQUE

CONTRIBUTION A L'ÉTUDE

DES FORMES FRUSTES

DE L'ANGINE DIPHTHÉRIQUE

PAR

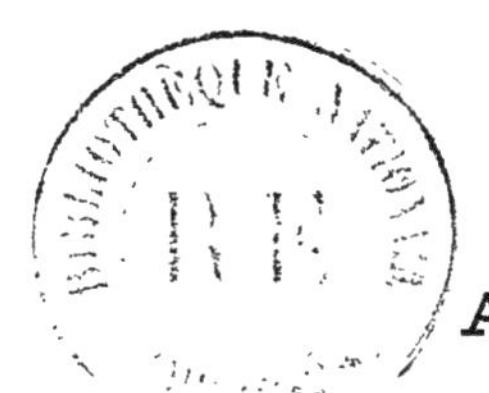

Albert FOSSATY

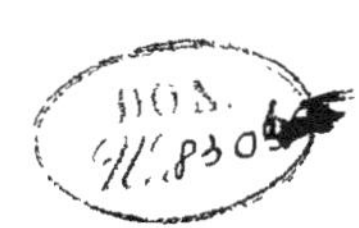

DOCTEUR EN MÉDECINE DE LA FACULTÉ DE PARIS

PARIS

G. STEINHEIL, ÉDITEUR

2, rue Casimir-Delavigne, 2

—

1895

INTRODUCTION

Bretonneau, en donnant le nom de diphthérite à la maladie qui nous occupe, s'était servi pour la désigner du symptôme cardinal, la fausse membrane.

Depuis longtemps les cliniciens avaient été frappés de la fréquence d'angines simples au cours d'épidémies d'angines couenneuses. Ils avaient émis l'hypothèse de nature diphthérique de ces angines malgré l'absence de ce symptôme fondamental : les fausses membranes dans la gorge.

Les travaux bactériologiques récents, en permettant de fixer d'une façon absolue la nature diphthérique ou non diphthérique d'une angine, ont permis de justifier les hypothèses des anciens cliniciens, et d'augmenter le nombre de ces angines diphthériques dans leurs modalités.

Telle angine, caractérisée par une fausse membrane, grosse comme une lentille, d'apparence très bénigne, a pu être rattachée à la diphthérie alors que telle autre avec de larges fausses membranes envahissantes, des phénomènes généraux graves ayant manifestement les formes de la diphthérie la plus redoutable, a été reconnue absolument indépendante de l'infection par le bacille de Klebs Lœffler.

Aujourd'hui que nous savons reconnaître d'une façon certaine la nature d'une angine, un certain nombre d'in-

fections de la gorge sans fausses membranes et à caractères d'angines simples ont été reconnues spécifiques. Si
nous empruntons à Charcot, dans ses *Leçons du mardi*, la
définition de forme fruste d'une maladie, nous voyons que
sous ce nom il faut comprendre les cas dans lesquels les
différentes manifestations symptomatiques d'une entité
morbide bien définie s'atténuent, manquent ou se trans-
forment, de façon à défigurer, en quelque sorte, l'ensemble clinique habituel, la cause morbifique restant la
même. Charcot rapproche ces cas atypiques de ces vieux
médaillons dont les inscriptions, à demi effacées par l'u-
sage, portent encore en un point la signature indiscutable
de leur époque et de celui qui les fit frapper.

Nous servant de cette comparaison devenue classique,
déjà appliquée à certaines formes atténuées de maladies
aiguës, — scarlatine fruste par exemple, — nous donne-
rons le nom d'angines diphthériques frustes aux formes
d'angines spécifiques à bacille de Lœffler dans lesquelles
manque l'élément fondamental de la description clinique, la fausse membrane.

Dans ces dernières années, un certain nombre de travaux parus particulièrement à l'étranger ont de nouveau
étudié ces angines sans fausses membranes. Mais en France
l'attention détournée de ces faits a été surtout appelée sur
l'étude des angines pseudo-membraneuses et leur traitement.

Dans un travail tout récent, deux auteurs très compétents en cette question aussi bien par leur situation à l'Ins-

titut Pasteur que par le grand nombre de cas de diphthérie qu'ils ont examinés, MM. Martin et Chaillou (1), écrivent : « Plusieurs auteurs ont rencontré des angines sans fausses membranes dans lesquelles ils ont trouvé le bacille diphthérique, nous n'avons pas de semblables exemples, mais plusieurs fois sans un examen minutieux et attentif la fausse membrane aurait pu passer inaperçue ».

L'observation de deux malades que nous avons vus à l'hôpital St-Antoine nous a engagé à choisir ce sujet pour notre thèse inaugurale et à nous occuper de ces angines surtout au point de vue spécial de l'hygiène et de la prophylaxie de la diphthérie.

Nous diviserons ce travail en trois chapitres.

Dans le premier nous ferons l'historique de la question. Le second comprendra l'observation de deux malades ainsi que quelques réflexions s'y rapportant, et, dans le troisième, qui traitera plus particulièrement de l'hygiène et de la prophylaxie, nous chercherons à dégager de cette étude les résultats pratiques qu'elle comporte.

Mais avant d'entrer dans ce développement nous tenons à remercier ceux qui nous ont guidé et instruit dans le cours de nos études.

D'abord à Marseille où nous avons commencé, que MM. les professeurs Combalat, Laget et Fallot reçoivent l'expression de notre sincère gratitude. Et ensuite à Paris, où nous avons terminé, nous adressons nos remercîments

---

(1) MARTIN et CHAILLOU, Etudes cliniques et bactériologiques sur la diphthérie, *Annales de l'Institut Pasteur*, 1894.

reconnaissants à MM. Letulle et Rendu ainsi qu'à MM. les professeurs Pinard et Ledentu dont nous avons suivi les services.

M. le professeur Potain a bien voulu nous faire l'honneur d'accepter la présidence de notre thèse. Nous le prions de recevoir l'assurance de notre profonde reconnaissance.

CHAPITRE PREMIER

Historique.

Il est nécessaire de diviser l'historique de cette question en deux périodes :

1re période : 1821-1889.

La première va depuis Bretonneau jusqu'aux travaux bactériologiques de Lœffler, de Roux et Yersin, 1886-89 (1). C'est dans cette période, où la nature diphthérique de certaines angines sans fausses membranes, dites érythémateuses ou simples, est déjà affirmée au nom seul de la clinique.

La seconde, qui s'étend depuis 1889 jusqu'à aujourd'hui, n'embrasse qu'un petit nombre de travaux où la démonstration a été obtenue par des études bactériologiques complètes avec cultures et inoculations.

1re Période. — Dans l'histoire des épidémies de diphthérie de ce siècle rapportées par Sanné (2) dans son remarquable et très complet article du *Dictionnaire encyclopédique des sciences médicales*, nous emprunterons les

(1) Roux et Yersin, *Annales de l'Institut Pasteur*, 1888-89-90, 3 mémoires.
(2) Sanné, *Dictionnaire encyclopédique*, article Diphthérie, 1884.

relations d'un certain nombre de faits qui se rattachent plus particulièrement à notre sujet.

Pendant le cours de l'épidémie de diphthérie qui sévit dans la commune de Ceyret (Puy-de-Dôme) dans les six premiers mois de l'année 1862, le Dr Nivet (1) a observé un nombre considérable d'angines et de bronchites simples qui régnèrent avec l'angine couenneuse.

Il est encore cité dans l'épidémie qui a atteint les villages de Lizolles (2) et d'Echassières, dans l'Allier, que chez une femme souffrant d'une simple amygdalite sans fausses membranes on constata la paralysie du voile du palais et des membres supérieurs durant six semaines.

Sanné, dans une autre partie de son article, discutant la nature infectieuse de la diphthérie, ajoute :

« Pour assimiler entièrement la diphthérie aux maladies générales une dernière question reste à résoudre. La diphthérie peut-elle à côté des formes graves revêtir des formes bénignes atténuées qui soient pourtant de son domaine ? » Dans ses *Cliniques* magistrales, Trousseau (3) avait déjà résolu la question par l'affirmative. Dans un passage, où il formule sa doctrine sur l'unité de la nature de la diphthérie, doctrine alors contestée, il compare la diphthérie à la variole, et rapproche les diphthéries atténuées de la varioloïde.

(1) *Documents sur les épidémies qui ont régné dans l'arrondissement de Clermont-Ferrand de 1849 à 1864*, Paris, 1865.

(2) *Mémoires de l'Académie de médecine*, t. XXXI, rapport général sur les épidémies.

(3) TROUSSEAU, *Clinique médicale de l'Hôtel-Dieu*, Paris, 1877, t. I, p. 487 et s.

« Il est, dit-il, de la diphthérie comme de la variole,
qui, confluente ou discrète, bénigne ou maligne, est toujours la variole. Les transformations que subit le mal, suivant les épidémies, dépendent de ce je ne sais quoi que
nous sommes convenus de désigner sous le nom de génie
épidémique. Cette diversité de formes, dans une même
épidémie, dépend de la prédisposition naturelle ou acquise
de la constitution des individus affectés, et la comparaison
que nous établissons, à ce point de vue, entre la diphthérie
et la variole, nous paraît d'autant plus acceptable qu'indé-
pendamment de ses formes simples et malignes dont je
vous ai parlé la maladie folliculaire revêt en quelques circonstances une autre qui semblerait être à celle-ci ce que
la varioloïde est à la variole. Dans certaines épidémies, en
effet, on a vu des individus prendre des angines qui par
leur caractère anatomique semblaient être soit des angines
couenneuses communes — celles que produit l'herpès du
pharynx — soit même des angines simples bien qu'en réa-
lité on eût affaire à des angines diphthériques, mais à des
angines diphthériques singulièrement modifiées. Ce qui
rend notre comparaison acceptable en tous points, ce qui
prouve l'identité de nature de ces différentes formes, c'est
que chacune d'elles en se transmettant d'individu à individu peut se manifester sous ses aspects particuliers ;
c'est que l'angine diphthérique modifiée par exemple peut
communiquer la diphthérie simple ou maligne absolument
comme la variole modifiée est susceptible de communiquer
la variole discrète ou confluente et réciproquement.

A l'appui de ses convictions, Trousseau cite le fait suivant rapporté par Guérard (1).

Dans une même famille un enfant succombe au croup ; deux jours après deux augines érythémateuses se déclarent chez deux jeunes filles. Quelques jours plus tard le père de l'enfant prend une angine pseudo-membraneuse. Enfin deux autres enfants sont atteints l'un d'angine simple, l'autre d'angine couenneuse.

Dans une autre observation, de Roger (2), une enfant de deux mois meurt d'angine couenneuse, la mère est prise de diphthérie buccale et mamelonnaire. Trois jours après la mort de l'enfant la bonne prend une angine grave mais non pseudo-membraneuse ; le père, cinq jours après la mort de l'enfant, contracte une angine simple de moyenne intensité ; le grand-père et la grand'mère ont des angines simples très bénignes, de même qu'une dame qui était venue les visiter et qui prend une laryngite.

Barthez a communiqué à Sanné l'observation suivante, également confirmative, où dans une famille composée du père, de la mère, d'un enfant et d'une domestique, l'enfant meurt de diphthérie nasale et cutanée ; le père et la mère contractent une diphthérie nasale légère et la bonne une angine érythémateuse simple.

D'autres auteurs que nous ne ferons que citer ont rapporté des faits analogues : Vigla, Société médicale des Hôpitaux de Paris. Guisard, Beaupoil, Société de chirur-

(1) Guérard, *Société médicale des hôpitaux*, t. IV, 1858.
(2) Peter, *Recherches sur la diphthérie et le croup*, thèse de Paris, 1859.

gie, 1860. Laboulbène, Bricheteau, thèse de Paris, 1861.
Mora, thèse de Paris, 1864 ; et, d'une époque plus récente
encore, Tissier, Dubousquet-Laborderie (Congrès pour
l'avancement des sciences, Nancy, 1886), Dauchez.

2ᵉ période : 1889-1895.

La bactériologie en saisissant la cause du mal, par la
découverte du bacille, confirmait l'exactitude des faits cliniques observés autrefois, mais encore discutés en 1884.

Szego (1), dans une étude parue en 1892, sur le poly-
morphisme de l'angine diphthérique rapporte le fait suivant :

Dans un pensionnat de cent-cinq élèves, éclate une épidémie de diphthérie ; trente-cinq enfants sont atteints ;
vingt-deux ont des angines pseudo-membraneuses, quatre
commencent leur diphthérie par des angines folliculaires
simples suivies au bout de quelques jours de production
pseudo-membraneuse, neuf n'ont que des angines folliculaires sans la moindre fausse membrane.

Ces neuf derniers cas ont été reconnus de nature diphthérique par les cultures et les inoculations.

Mouillot (2) signale également dans une épidémie de
collectivité sur dix-huit cas de diphthérie, dix cas d'angine
tonsillaire sans fausses membranes. L'une de ces angines
fut suivie d'une paralysie du voile du palais.

Dans un travail complet sur la diphthérie simulant l'an-

(1) Szego, *Jarb. f. Kinderheilk.*, 1892.
(2) Mouillot, *Dublin med. Journal*, 1887.

gine catarrhale simple, Koplik (1) a étudié systématique-
ment, au point de vue bactériologique, trente-sept cas
d'angines simples au cours d'épidémie de diphthérie et y
a trouvé le bacille de Lœffler virulent.

Dans ces derniers cas, l'aspect de la gorge était variable
et a fait porter au point de vue clinique les diagnostics
suivants : d'angines simples, folliculaires, catarrhales, in-
flammatoires ou pultacées.

De cette constatation il conclut à la rareté du croup d'em-
blée toutes les fois qu'un examen méthodique de la gorge
aura été fait avant l'apparition des symptômes de la diphthérie laryngée.

En 1893, une note publiée par Feer (2), sous le titre de
« diphthérie vraie sans fausses membranes simulant l'angine
catarrhale », relate qu'au cours d'une épidémie à l'hôpital
des Enfants, à Bâle, dans une même salle se trouvaient
trois enfants atteints de diphthérie et trois autres cliniquement indemnes. L'examen de la gorge de ces trois derniers
a donné du bacille de Lœffler en abondance et virulent.

En 1894, Koplick (3), dans un second mémoire, revient
sur cette forme d'angine diphthérique sous forme d'amygdalite lacunaire.

Au point de vue clinique, les cas observés par lui se di-
visent en trois groupes :

(1) KOPLIK, *New-York med. Journal*, août 1892.
(2) FEER, *Corr. Bl. f. Schweitz. Aertze*, 1893.
(3) KOPLIK, *New-York Med. Journal*, 1894.

1ᵉʳ Groupe. — Il se compose de cas extrêmement légers, de sorte que les malades paraissent à peine touchés. L'appétit est conservé, les enfants ne gardent pas le lit, se plaignent à peine quelquefois d'un faible malaise dans la gorge. A l'examen de celle-ci on la trouve hyperhémiée, les amygdales tuméfiées présentent par places de petits points blanchâtres à l'entrée des cryptes amygdaliennes ; mais nulle trace de fausses membranes ni d'adénopathie sous-maxillaire.

Ces symptômes peuvent disparaître dans les vingt-quatre ou quarante-huit heures. La maladie paraît guérie, et cependant, il peut se faire qu'après trois semaines de cette guérison apparente on trouve encore des bacilles de Lœffler virulents.

2ᵉ Groupe. — Les symptômes généraux et locaux sont plus accusés, les malades sont réellement souffrants comme dans le cas d'amygdalite lacunaire ou folliculaire infectieuse, à type non spécifique et due à l'infection gutturale par le streptocoque ou d'autres pyogènes. La fièvre est assez élevée, on observe de la prostration, des douleurs dans les membres, de l'inappétence, la langue sale. Au point de vue local les amygdales sont tuméfiées, rouges et couvertes d'un exsudat fibrineux, localisé aux orifices des cryptes. Il n'y a cependant pas de véritables fausses membranes, mais les ganglions sous-maxillaires sont augmentés de volume.

3ᵉ Groupe. — Dans cette catégorie, d'un intérêt moindre. pour notre cas particulier ; la maladie, après avoir présenté l'aspect des angines signalées dans le second groupe, prend le caractère de la diphthérie septique, infectieuse du professeur Grancher. Pour Koplik le diagnostic clinique de ces cas lui paraît presque impossible. L'étude des phénomènes généraux, la constatation des adénopathies sous-maxillaires, la présence de l'albumine dans les urines sont des caractères inconstants, lesquels ne permettent pas de déterminer la nature diphthérique de ces angines.

C'est à la culture seule qu'il faut demander le diagnostic, et l'on sait de quelle façon systématique elle est faite par les médecins américains. Nous croyons d'ailleurs que c'est grâce à ce procédé précis et toujours régulièrement pratiqué que des travaux dans le genre de celui de Koplik ont pu être faits en réunissant un si grand nombre d'observations. Nous ne doutons pas que les mêmes recherches faites en France dans les foyers d'épidémies ne fournissent facilement un grand nombre d'observations du même ordre.

Relativement à la persistance du bacille dans ces formes frustes d'angines diphthériques, Koplik a constaté que le bacille persistait longtemps dans les cryptes amygdaliennes. Dans deux cas d'angines classées dans le premier groupe, le mucus amygdalien, cultivé deux et trois semaines après le début de l'angine, donna des bacilles d'une virulence extrême alors que l'enfant paraissait guéri depuis longtemps. Huit jours après, l'ensemencement ne donna plus que des bacilles non virulents dits pseudo-diphthériques.

Depuis la sérothérapie on peut retrouver parmi les nombreuses communications, faites à la Société médicale des hôpitaux de Paris, des faits analogues.

MM. Sevestre et Meslay (1) rapportent une observation de diphthérie sans fausses membranes ; mais, ils pensent que l'absence de fausses membranes doit être attribuée à une injection de quinze centimètres cubes de sérum de Roux dès le début des accidents de la gorge.

A l'hôpital Trousseau, le fils de la surveillante du pavillon Bretonneau fut atteint d'une violente angine avec amygdales volumineuses. Les cultures faites de suite donnèrent de nombreuses colonies de bacilles moyens, virulents (mort du cobaye en 48 heures). Avec une injection de 15 centimètres cubes de sérum on obtint en quelques jours la guérison sans qu'on ait jamais eu à observer la moindre fausse membrane.

L'interprétation fournie par ces auteurs (influence heureuse de la sérothérapie) ne nous paraît pas absolument démontrée, il nous paraît tout aussi plausible d'admettre que l'enfant a eu simplement une angine diphthérique fruste sans fausses membranes.

M. Gouguenheim (2), dans la relation sur les résultats par le traitement avec le sérum de Roux, appliqué dans son

(1) SEVESTRE et MESLAY, *Société médicale des hôpitaux*, 1er mars 1895.
(2) GOUGUENHEIM, *Société médicale des hôpitaux*, 24 mars 1895. Il a annoncé à ce sujet un travail qui n'a pas encore paru.

service spécial de l'hôpital Lariboisière, pose la question sous la forme suivante :

« Est-il bien vrai que, parmi les innombrables maux de gorge bénins dont est affligé l'adulte, la diphthérie ne joue pas un rôle plus considérable qu'on ne l'a cru jusqu'ici, et que le malade ne soit dans ce cas un véhicule de l'affection de l'enfant et d'autant plus redoutable qu'il est méconnu ? Chez l'adulte ces légers maux de gorge guérissent presque toujours vite sans attirer l'attention de l'entourage, les médecins sont rarement consultés. Heureusement qu'à cet âge le larynx est moins sensible que chez l'enfant.

L'examen bactériologique comble facilement cette lacune, et nous avons eu la chance de reconnaître la nature diphthérique de certaines épidémies d'angines folliculaires dont l'origine vraie était totalement inconnue autrefois.

Aussi, m'a-t-il paru intéressant de profiter de cette lecture, pour attirer l'attention de nos collègues sur cette quantité de cas d'amygdalite aiguë traités sans méfiance sous le nom d'amygdalite folliculaire, et dont un certain nombre doivent être rattachés à la diphthérie ; et, puisque cette dernière affection nous semble plus commune qu'on ne l'a dit chez l'adulte, il y aurait peut-être lieu de contrôler bactériologiquement toutes ces affections pour appliquer le traitement, et surtout éviter l'explosion de ces épidémies dont on cherche vainement le point de départ.

Il conclut : « La diphthérie sous sa forme bénigne est beaucoup plus commune chez l'adulte qu'on ne le croit, et nombre d'amygdalites folliculaires constatées dans les familles, en ville, et dans les hôpitaux, ne sont autre chose que des épidémies de diphthérie. »

Dans la séance suivante du 5 avril, au sujet de la communication de M. Gouguenheim, M. Catrin dit avoir vu des cas analogues. L'an dernier M. Vaillard avait, dans son service au Val-de-Grâce, un étudiant en médecine qui promenait sans s'en douter une angine diphthérique dont la nature n'a été relevée que par l'examen bactériologique.

Tel est à l'heure actuelle l'état de la question (1).

(1) Depuis la rédaction de ce travail, le professeur Dieulafoy dans une séance de l'Académie de médecine est revenu sur la question de ces diphthéries atypiques. Il a relaté les observations de quatre malades qui paraissaient atteints d'angines herpétiques typiques et chez lesquels l'examen bactériologique a démontré qu'il s'agissait d'angines diphthériques pures. Il conclut que la présence de vésicules d'herpès soit a la surface de la gorge, soit au niveau des commissures labiales ne doit plus être considérée comme la signature de l'angine non diphthérique.

CHAPITRE II

Observations.

Les deux observations, rapportées par nous ci-après, confirment absolument les travaux précédents, particulièrement ceux de Koplik.

La recherche du bacille a été faite par les procédés habituels aujourd'hui bien connus (1).

Leur virulence en a été étudiée sur les cobayes par injection de un centimètre cube d'une culture pure en bouillon, restée vingt-quatre heures à l'étuve à 37° et obtenue après isolement sur sérum d'une des colonies de la première culture.

OBSERVATION I.

L..., 16 ans, se présente, le 5 avril 1895, à la consultation du Dr Letulle, à l'hôpital St-Antoine.

Depuis le 3 au soir, elle souffre légèrement de la gorge.

L'examen du pharynx montre un peu d'augmentation de volume des deux amygdales, au niveau desquelles la muqueuse est à peine congestionnée. On aperçoit deux ou trois masses pultacées, du volume d'une tête d'épingle, s'enfonçant dans les cryptes, lesquelles masses s'enlèvent avec la plus grande facilité. La paroi postérieure du pharynx a son

(1) ROUX et YERSIN, *Annales de l'Institut Pasteur*, 1888-89.

aspect normal ; les piliers, le voile du palais, la luette, sont indemnes.

Pas de phénomènes généraux ; la langue est bonne, l'appétit conservé. Une gêne, du reste légère, dans les mouvements de déglutition est seule à noter. La voix est claire, sans nasonnement.

Les ganglions sous-maxillaires ne sont pas perceptibles, il n'existe ni écoulement nasal, ni douleurs d'oreilles. On prescrit des gargarismes au chlorate de potasse.

Sur l'indication de la malade, qui se plaint de fréquents maux de gorge, on lui conseille la destruction des amygdales pour éviter le retour de ces angines pultacées. La jeune fille raconte alors que le 1er avril, un de ses jeunes frères est entré à l'hôpital Trousseau atteint de croup. Elle dit encore qu'on a fait à l'enfant le tubage du larynx et qu'on lui a injecté du sérum anti-diphthérique. Se sentant prise de la gorge depuis deux jours, elle vient consulter dans la crainte d'être atteinte de la même maladie.

On insiste alors et on la décide à entrer dans le service.

La température prise au moment de l'entrée est de 37°2. Une culture de gorge est faite le jour même.

Dans la soirée et sans aucun traitement, le mal de gorge s'atténue et à la visite du 6 avril on ne constate plus que l'augmentation du volume des amygdales.

La malade a séjourné trois semaines dans le service du Dr Letulle sans qu'on ait aucun autre accident à signaler.

Culture de gorge du 5 avril :

La culture déposée à l'étuve à 37° donne après 24 heures un développement abondant de colonies sur sérum. Parmi ces colonies un certain nombre sont examinées, toutes donnent du bacille de Lœffler à forme longue.

On fait un isolement avec une de ces colonies, et avec

une culture en bouillon, du bacille isolé, âgée de 24 heures, on fait une injection de un centimètre cube à un cobaye, lequel meurt au bout de 28 heures.

Culture de gorge du 13 avril :

Nous sommes au 8e jour de son entrée, la malade ne ressent plus rien, s'étonne même qu'on la garde si longtemps à l'hôpital.

Une nouvelle culture est faite avec le mucus qui tapisse les amygdales. Cette culture donne encore après 24 heures à l'étuve de nombreuses colonies sur sérum. A l'examen on trouve des bacilles de Klebs Lœffler forme longue.

Après isolement et culture en bouillon l'injection tue le cobaye en 23 heures.

On prescrit à la malade des gargarismes avec l'eau phéniquée à 1/200.

20 *avril*. — Une troisième culture faite est aussi positive et abondante ; avec la différence que les formes bacillaires obtenues sont cependant moins longues que celles des cultures précédentes. Néanmoins l'inoculation au cobaye le tue en 32 heures. Les gargarismes sont continués.

25. — La malade veut absolument quitter l'hôpital malgré les observations qui lui sont faites sur les dangers qu'elle peut faire courir à ses autres frères.

Une culture faite à son départ donne encore quatre colonies de bacilles de Lœffler à forme courte.

Malheureusement l'isolement a échoué et la virulence de ce bacille n'a pu être déterminée.

La malade couchée dans une salle de médecine, sans précautions particulières d'isolement, par impossibilité matérielle, n'a fort heureusement donné aucun cas de contagion à l'hôpital.

De plus, par des rensignements obtenus au pavillon de

la diphthérie à l'hôpital Trousseau, nous avons appris que le frère de la malade avait eu une diphthérie associée au streptocoque pyogène, et que, malgré les injections du sérum de Roux, le tubage et la trachéotomie, l'enfant est mort de broncho-pneumonie (1).

Observation II.

K. . Auguste, 43 ans, entre dans le service du Dr Gaucher à l'hôpital St-Antoine, pour une angine.

Cet homme paraît avoir une esquinancie vulgaire. A l'examen le fond de sa gorge est d'un rouge vineux, les amygdales énormes ; leurs cryptes sont remplies de débris pultacés et laissent suinter du pus à la pression de l'abaisse-langue. La luette est rouge et œdématiée. La voix nasonnante, la déglutition très pénible. Il y a du trismus, les ganglions sous-maxillaires sont légèrement augmentés de volume. La face rouge, vultueuse ; la température atteint 39° 2.

Le malade raconte qu'il a dû contracter son mal en soignant sa femme, atteinte d'une angine couenneuse, laquelle est en ce moment dans un hôpital spécial. Le premier atteint d'angine dans la famille était un enfant qui venait de mourir du croup à l'hôpital Trousseau. Cet enfant avait transmis la maladie à son jeune frère, actuellement en traitement à l'hôpital Trousseau, et enfin à sa mère.

---

(1) Tous les cobayes présentaient les lésions classiques de l'intoxication diphthérique : congestions viscérales particulièrement des capsules surrénales, épanchements séro-fibrineux dans le péritoine et dans les plèvres, œdème gélatineux au point d'inoculation, rate petite, culture du sang du cœur négative.

Le malade, qui n'a aucun signe clinique de diphthérie, est admis malgré ces renseignements dans la salle commune.

Le soir de son entrée l'examen sur lamelle du mucus amygdalien après coloration par la méthode de Gram reste négatif au point de vue du bacille de Klebs Lœffler.

Une culture est faite sur sérum. Le lendemain colonies très abondantes de bacille diphthérique de forme moyenne, qui a tué le cobaye en 48 heures. Le malade a été envoyé à l'hôpital Lariboisière dans le service spécial.

Nous avons su, d'après les renseignements fournis par le service de la diphthérie à Lariboisière, que cette diphthérie anormale avait évoluée comme une angine aiguë simple, sans fausses membranes et avec une défervescence brusque de la température.

La recherche des bacilles dans la bouche du malade après sa guérison n'a pas été faite.

Les deux observations précédentes nous suggèrent les réflexions suivantes :

1er FAIT. — Notre première malade contracte une angine deux jours après le départ de son frère pour l'hôpital. Une désinfection des meubles et effets avait été faite immédiatement après le départ de l'enfant.

Cette angine a complètement guéri, en 48 heures, sans traitement et sans aucune espèce de complication dans la suite.

C'est seulement sur les indications précises de la malade craignant d'être atteinte de diphthérie qu'on a fait les cultures qui prouvèrent l'existence du bacille de Klebs Lœf-

fler. Il était, en effet, impossible à l'examen seul, de soup-
çonner diphthérique une angine d'apparence aussi bénigne.

Bien plus, les examens bactériologiques démontrèrent
que la malade conserva dans la gorge pendant trois semaines au moins le bacille à l'état très virulent. Sans ces
cultures la nature diphthérique aurait été méconnue, la
malade rendue à sa famille aurait pu transmettre le germe
infectieux.

. Nous pouvons donc classer cette angine parmi celles
du premier groupe de Koplik.

L'absence de phénomènes généraux (la température n'a
pas dépassé 37°5), d'engorgement ganglionnaire, d'albumine dans les urines, le peu d'intensité des lésions locales,
les quelques débris pultacés, placés à la surface de deux
ou trois cryptes de chaque amygdale, s'enlevant facilement
et ne se reproduisant pas, la rapidité de la guérison, tous
ces caractères permettent de confirmer la description don-
née par l'auteur américain, y compris la persistance du
bacille virulent pendant trois semaines après la guérison
de l'angine.

2° FAIT. — Le malade de notre seconde observation a
été contaminé dans les mêmes circonstances. Les désinfections avaient été faites immédiatement après le départ de
chaque malade. Ici, on constate des phénomènes généraux
et des symptômes fonctionnels assez accentués pour per-
mettre de prononcer le nom d'esquinancie. La lésion locale
était beaucoup plus intense, mais l'évolution complète de

l'angine s'est faite sans productions pseudo-membraneuses.

Il nous paraît légitime de classer cette angine dans celles du second groupe de Koplik.

D'ailleurs ces deux variétés cliniques ne sont pas immuables ; l'auteur américain, lui-même, n'a pas la prétention d'englober dans ces deux groupes toutes les infections diphthériques de l'isthme du gosier sans fausses membranes.

Nous estimons, du reste, que l'intérêt de la question est surtout de rechercher l'existence de ces déterminations spécifiques à allures trompeuses d'angines simples au point de vue particulier de l'utilité prophylactique.

A cette question de formes frustes de l'angine diphthérique se rattachent naturellement les paralysies du voile du palais consécutives aux angines aiguës dites simples, sur lesquelles a insisté jadis Gubler.

De nombreux cas de ces paralysies du voile du palais consécutives aux angines simples sans fausses membranes sont signalés dans les auteurs anciens qui, déjà, en raison des conditions épidémiques régnantes, les considéraient de nature diphthérique.

Depuis la connaissance du bacille de Klebs Lœffler, plusieurs observations avec examen bactériologique confirmèrent les données cliniques.

N'ayant pas de cas nouveaux sur ce sujet, nous nous contentons d'indiquer la question. Nous sommes tout disposé à admettre que dans la grande majorité des cas de paralysies du voile du palais, consécutives à des angines dites simples, il s'est agi de diphthéries frustes méconnues. Nous devons cependant indiquer une récente observation du Dr Bourges (1) présentée cette année même à l'Académie de médecine. Cet auteur compétent malgré une série de culture de gorge, chez son malade, n'a jamais pu trouver le bacille de Lœffler.

(1) BOURGES, *Bulletin de l'Académie de Médecine*, 1895.

CHAPITRE III

Hygiène et prophylaxie.

Dans ce chapitre nous nous occuperons de l'hygiène et de la prophylaxie.

En premier lieu si nous pensons à la quantité d'erreurs de diagnostics et de pronostics faites par des médecins des plus compétents, et des plus habitués à soigner des diphthériques, pour s'en être rapportés aux seules données de la clinique, nous devons insister, pour obtenir le diagnostic précis de la nature diphthérique ou non de l'angine, sur la nécessité de l'examen bactériologique. L'attention sera surtout·appelée au cours d'épidémies, puisque nous venons de voir que ces formes frustes d'angines se rencontrent à ce moment plus fréquemment.

Dans son travail très consciencieux le Dr Veillon (1) conclut au résultat suivant : que les angines simples paraissent résulter dans la très grande majorité des cas de l'infection par le streptocoque pyogène ou par les agents habituels de la suppuration. Si un certain nombre de recherches ont été faites dans ce sens, il n'en est pas moins vrai que (nous manquons encore de statistique pour déterminer la fréquence des diphthéries frustes simulant les

(1) Veillon, thèse de Paris, 1894.

angines simples. D'ailleurs, nous ne prétendons pas, d'une façon exclusive, que toutes les angines simples, au cours d'épidémies de diphthéries, soient des angines à bacilles de Lœffler. Nous citerons même l'observation d'une infirmière, de l'hôpital St-Antoine, qui eut une angine pseudo-membraneuse pendant qu'elle soignait une malade atteinte d'un croup, vérifié à l'examen bactériologique, comme étant de nature diphthérique. Les cultures sur sérum provenant de l'angine pseudo-membraneuse de l'infirmière en démontrèrent la non spécificité.

Quoiqu'il en soit nous insistons sur la fréquence de ces angines simples à bacille de Lœffler non pseudo-membraneuses au cours des épidémies de diphthérie sévissant sur des collectivités (pensionnats). Convaincus de la nécessité de dépister ces faits au point de vue de la prophylaxie nous émettons le vœu que la possibilité d'un examen bactériologique soit mis à la portée de tous les praticiens pour qu'ils puissent porter à toutes ces angines suspectes un diagnostic précis. L'expérience faite en Amérique, depuis trois ans bientôt, a démontré la possibilité au point de vue pratique et l'utilité hygiénique d'un pareil examen fait dans des laboratoires spéciaux et par des personnes compétentes.

Depuis la loi sur la déclaration obligatoire des maladies contagieuses à l'administration, certaines mesures sont prises pour éviter l'extension des épidémies.

En particulier, pour la diphthérie, de suite après la déclaration du médecin traitant, on fait la désinfection aussi complète que possible du logement du malade. Tout ce qui peut aller à l'étuve est passé à la vapeur sous pression de 120 degrés dans des étuves appropriées, dont le type adopté d'ordinaire est celui de Geneste et Herscher. Les parquets, les murs sont lavés, des pulvérisations sont faites. Les expériences de Ledoux-Lebard ayant démontré l'influence favorable de la lumière solaire et en particulier de ses rayons directs, qui stérilisent, en moins de deux jours, les cultures du bacille, il est indiqué d'aérer largement les pièces à désinfecter et de les exposer autant qu'on le pourra à la lumière solaire directe. Sans parler des expériences précises faites sur la durée de la persistance et de la virulence des germes diphthériques (Roux), on sait, à cet égard, les contagions qui ont eu lieu après plusieurs années par des pinceaux, des vêtements..... ayant servi à des diphthériques. Ces objets non préalablement désinfectés avaient été placés dans des armoires loin de toute lumière.

La solution antiseptique la plus employée est le sublimé au 1/1000. Telle est la pratique employée à Paris.

Ces mesures ont fait leurs preuves et parmi le grand nombre de leurs excellents résultats nous tenons à citer l'exemple de l'hôpital des Enfants-Assistés. Cet hôpital, autrefois le plus mal famé de Paris par les grands ravages que faisait la diphthérie, est maintenant celui où la diphthérie se rencontre le plus rarement, en tant que cas intérieurs.

Mais si l'efficacité de ces mesures n'est plus en discussion, il faut bien reconnaître leur insuffisance lorsqu'il s'agit de malades de la ville et nous n'en voulons pour d'autres preuves que la permanence de l'eudémicité de la diphthérie à Paris. Permanence qui varie comme nombre de cas suivant les saisons, sans doute, mais qui n'en persiste pas moins entretenue qu'elle est par les cas survenant, soit dans les familles dont les logements ont été désinfectés, soit dans les familles avoisinantes.

Que se passe-t-il, en effet, pour la clientèle des hôpitaux. Un malade est transporté à l'hôpital ; le diagnostic de diphthérie étant posé, une désinfection du logement qu'il vient de quitter est faite le jour même. Dans le cas où un second malade de la même famille est atteint, une seconde désinfection est encore faite dans les mêmes conditions. Or ces désinfections sont insuffisantes car elles sont faites avant qu'on puisse atteindre *tous* les germes infectieux.

Il existe, en effet, et plus fréquemment qu'on ne le croit, toute une série de ces angines bénignes qui sont des angines diphthériques à formes frustes et pour lesquelles en l'absence d'un diagnostic précis, on ne prend aucune mesure prophylactique ; et, ce sont, sans doute, ces angines qui contribuent le plus à disséminer et à transporter le germe infectieux. Ces épidémies persistantes de diphthéries observées surtout dans les campagnes dont on recherchait le départ dans les poulets, pigeons.... pourraient bien trouver leur explication dans l'entretien du germe infectieux par ces formes frustes de diphthéries méconnues.

D'autre part il est maintenant démontré que le bacille de Lœffler virulent peut persister longtemps dans la gorge des convalescents quelle que soit la forme de leur angine. Aujourd'hui surtout que les malades guéris plus vite par le sérum sortent plus tôt de l'hôpital et sont rendus à leur famille sans passer par un asile de convalescence ; ces malades deviennent de nouveaux foyers d'infection.

On sait, en effet, que le traitement par le sérum ne modifie pas la persistance du bacille. C'est, en effet, sur cette question de la persistance du bacille de Lœffler virulent dans la gorge des convalescents de diphthérie que nous allons maintenant nous arrêter pour étudier d'une façon complète les mesures prophylactiques à prendre.

Nous avons vu dans les cas de diphthéries frustes, étudiées bactériologiquement par Koplik, ainsi que dans notre cas particulier, que le bacille de Lœffler a pu être constaté dans la gorge de convalescents de diphthérie fruste même des plus légères, jusqu'à trois semaines après la fin des accidents qu'ils avaient présentés ; et ces bacilles n'avaient rien perdu de leur virulence.

Cette dernière constatation nous prouve, en outre, qu'en matière de diphthérie la gravité des cas dans l'histoire d'une épidémie doit entrer en compte d'une façon bien irrégulière, et nous amène à rappeler la comparaison de Trousseau : les angines toxiques ou infectieuses peuvent engendrer des formes bénignes ou frustes et réciproquement.

La persistance du germe infectieux dans la convalescence de la diphthérie était connue des anciens auteurs, il serait facile de trouver dans la littérature médicale des observations à ce sujet. Des enfants sains, dont la contamination s'est faite exclusivement par le contact plus ou moins prolongé avec des convalescents de diphthérie.

Mais depuis la découverte de Lœffler, surtout depuis la publication du troisième mémoire de Roux et Yersin, où ces deux derniers auteurs consignent des examens positifs dans la recherche systématique du bacille faite chez quelques convalescents, une série de travaux ont paru sur cette question.

Nous citerons plus spécialement le travail de Tobiesen (1), la thèse de Tézenas du Montcel (2), la monographie de Sevestre et Méry (3), communiquée à la Société médicale des hôpitaux, au mois de février dernier.

Nous ajouterons les observations isolées rapportées par Schœffer (4), Boureau (5), Bard (6), (épidémie d'Oullins), Lemoine (7), Méry (8), Martin (9).

Le travail que nous visons plus particulièrement est celui de Sevestre et Méry dans lequel ces auteurs ont fait leurs recherches avec des examens complets et inoculations aux

(1) Tobiesen, *Centralblatt für Bact.*, 1892.
(2) Tézenas du Montcel, thèse de Lyon, 1894.
(3) Sevestre et Méry, *Société médicale des hôpitaux*, 1895.
(4) Schœffer, *British med. Journ.*, 1895.
(5) Boureau, *Gazette hebdomadaire*, février 1895.
(6) Bard, Lyon médical, 1889.
(7) Lemoine, *Province médicale*, 1892.
(8) Méry, *Société médicale des hôpitaux*, 15 février 1892.
(9) Martin, thèse de Lyon, 1891.

cobayes. Leur étude est faite sur deux catégories d'enfants.

1° Ceux traités par les méthodes antiseptiques (acide phénique, traitement de Gaucher, etc.), avant la découverte de Roux ;

2° Ceux traités par la sérothérapie.

De l'ensemble de ces recherches il résulte que le bacille de Lœffler peut persister dans la gorge des enfants convalescents ; et, que le mode de traitement ne paraît pas avoir d'influence sur la fréquence de cette persistance et la durée du bacille à l'état virulent. Les chiffres donnés par ces auteurs sont sensiblement les mêmes dans les deux catégories d'enfants étudiés.

Voici leurs conclusions :

Dans un certain nombre de cas qu'on peut évaluer de la moitié aux deux tiers, le bacille disparaît avec les fausses membranes, ou s'il persiste, il cesse d'être virulent ; il paraît se transformer en prenant de préférence la forme de bacille court. Cette éventualité s'observe plus spécialement, mais non d'une façon exclusive dans les formes bénignes.

Ils pensent avec Tobiesen que lorsque le bacille persiste longtemps, il est souvent entretenu par un écoulement nasal qui a les caractères d'un coryza simple dont la nature ne peut être reconnue que par la culture.

Ils évaluent, tout en faisant certaines réserves, à un mois environ la durée de cette persistance.

Nous ne pouvons entièrement souscrire à la première de

ces conclusions. Nous appuyant sur les faits rapportés par Koplik et sur notre observation personnelle, nous pensons que la bénignité de l'infection ne saurait être en faveur de la disparition rapide du bacille de Lœffler dans la bouche des malades atteints. Il y a certainement dans cette persistance toute une série de causes, mais ces causes nous échappent encore. Pourquoi la disparition chez les uns, la persistance chez les autres? Dans notre cas particulier nous ferons remarquer que quinze jours après la guérison nous avons eu un développement très abondant de colonies.

Nous pensons qu'il y a lieu de montrer dans l'isolement des cas des diphthéries frustes une attention aussi sévère que pour les cas de diphthéries les plus graves.

Bien plus, un individu sain de diphthérie et resté cliniquement sain dans la suite, aurait pu être le véhicule de la diphthérie ainsi que le fait supposer une communication récente de M. Netter (1) à la Société médicale des hôpitaux.

Un enfant atteint de varicelle entre à l'hôpital d'Aubervilliers, on le place dans une salle d'isolement. Pour ne pas le laisser sans surveillance on met dans la même salle une femme atteinte d'érythème noueux. Après une semaine, cette femme se plaint de la gorge, on constate des fausses membranes vérifiées bactériologiquement de nature diphthérique. Immédiatement on sépare l'enfant, dont

(1) NETTER, *Société médicale des hôpitaux*, 15 février 1895.

la gorge est reconnue saine, et on le place dans une salle où se trouvaient d'autres malades.

Six jours après l'entrée de cet enfant dans cette nouvelle salle, une malade (2 ans 1/2) présente sur différentes muqueuses une diphthérie reconnue par la culture. On envoie immédiatement cette seconde diphtérique dans la salle où couche la première femme atteinte.

Enfin dans la salle où se trouve l'enfant en question, deux autres malades sont encore atteints.

D'une enquête, faite avec soin, il résulte qu'on doit exclure pour expliquer cette épidémie, le lait, le personnel, les vêtements.....

D'où part le cas initial ? Est-ce la femme ? L'enfant aurait alors transporté la diphthérie de la salle d'isolement dans l'autre salle où les trois autres cas ont éclaté.

Où bien l'infection initiale partirait de l'enfant qui aurait contagionné d'abord la femme puis les trois autres. C'est cette dernière interprétation qui paraît la bonne. L'enfant sortait à peine de l'hôpital Trousseau où il avait été en contact avec des diphthériques.

Sans doute on n'a pas trouvé chez lui le bacille de Lœffler, mais, cet examen a été fait trop tard, et on ne peut pas logiquement tirer de conclusions de cette non-constatation.

Combien de temps le bacille de Lœffler persiste-t-il virulent dans la gorge des convalescents ?

MM. Sevestre et Méry disent un mois environ, c'est également l'avis de Tobiesen, celui de Tézenas du Montcel, celui de Koplik. Mais il y a un certain nombre d'observations qui paraissent bien établies et dans lesquelles on a trouvé le bacille virulent beaucoup plus longtemps encore après la guérison.

Lemoine cite un cas de contagion après 63 jours, l'enfant ayant conservé du coryza.

Ruffer recherchant la cause d'une épidémie de pensionnat, observée par Schaffer, a trouvé le bacille de Lœffler à l'état virulent 7 mois 1/2 après la guérison d'une tonsillite pseudo-membraneuse chez l'enfant qu'on soupçonnait d'avoir provoqué l'épidémie.

Quelles sont les conséquences pratiques de toutes ces recherches ?

MM. Sevestre et Méry demandent pour les diphthériques convalescents les différentes mesures suivantes :

Avant de réunir avec des enfants bien portants des convalescents de diphthérie il faut s'assurer par l'examen bactériologique qu'ils ne présentent plus dans la bouche, ni dans les fosses nasales, de bacilles virulents. Cet examen bactériologique, même lorsqu'il a donné des résultats négatifs, doit être répété à plusieurs reprises à quelques jours de distance. Pendant tout ce temps d'ailleurs, aussi bien que pendant la période d'acuité de la maladie, il convient de pratiquer des irrigations de la gorge et des fosses nasales.

Ces irrigations faites avec l'eau phéniquée au 1/200 (acide phénique en solution dans la glycérine) ou avec l'eau boriquée chaude leur ont paru diminuer la durée de la persistance du bacille.

Ils demandent l'aménagement de salles de convalescents dans les hôpitaux d'enfants, mieux encore la création, en dehors de Paris, d'un pavillon destiné à ces convalescents.

Ce sont là d'excellentes mesures pour empêcher le transport de la diphthérie par les convalescents de malades hospitalisés, et particulièrement la création à cet effet d'un pavillon en dehors de Paris auquel seraient jointes toutes les dépendances pour faire des cultures de gorges, et pratiquer des inoculations expérimentales. De telles mesures permettraient d'agir contre la propagation du mal d'une manière presque mathématique.

Ces données complètes pour les malades de l'hôpital ne peuvent pas être appliquées entièrement en ville, où cependant, nous semble-t-il, on pourrait arriver à des résultats sérieux si on prenait des mesures de précautions non seulement à l'égard du malade lui-même, mais aussi à l'égard des personnes qui l'entourent, le soignent ; en un mot, à l'égard des personnes les plus aptes à faire ces diphthéries frustes et à servir ensuite d'agents vecteurs inconscients.

Nous proposons, premier soin :

Isolement de ces personnes qui entourent le malade. Cet isolement devra durer non seulement pendant la durée des manifestations pseudo-membraneuses, mais encore pendant le mois qui suivra la guérison ou le décès du malade ou du dernier malade. Nous disons un mois car il nous paraît difficile de tenir compte des faits signalés de durée exceptionnelle de persistance du bacille, d'autant plus que ces cas, déjà rares, le seront encore

davantage en employant régulièrement les irrigations antiseptiques de la gorge et des fosses nasales.

Pendant cet isolement les personnes qui présenteraient
des manifestations morbides quelconque du côté de la
gorge ou des fosses nasales devront être surveillées d'une
façon particulière.

Il sera absolument indispensable de faire des cultures
de gorge pour y rechercher la présence du bacille de Lœffler virulent.

Dans le cas de résultats positifs et quelle que soit l'apparence de la lésion, fut-elle des plus bénignes, ces personnes seront considérées comme des diphthériques, sou-
mis aux irrigations antiseptiques et isolés pendant le même
temps que les malades primitivement atteints.

Une série de cultures de gorge devront être faites chez
ces malades suspects, à intervalles réguliers, tous les trois
jours par exemple. On devra attendre plusieurs résultats
négatifs pour affirmer la disparition de l'agent contagieux.

Plusieurs désinfections pourront être faites, mais, à notre avis, il en serait une tout particulièrement importante,
c'est celle qu'on devrait pratiquer à la fin du mois qui suivra
la disparition des accidents pharyngiens ou nasaux du
dernier malade. Cette dernière pourra s'appeler *définitive*.

Il est bien certain que ce chiffre de un mois pourra être
modifié suivant les circonstances, en particulier par les
résultats des cultures. Nous le donnons comme représen-
tant une moyenne pratique convenant à la plus grande
majorité des cas.

Telle est suivant nous la conduite théorique à tenir. Sans nous dissimuler toutes les difficultés qu'on rencontrera dans la pratique pour appliquer ces différentes mesures, nous serions cependant trop heureux si ce travail attirait l'attention des médecins sur les dangers que présentent au point de vue de la prophylaxie de la diphthérie les personnes qui entourent de tels malades. Ces personnes atteintes parfois d'angines les plus simples, guérissant sans traitement et sans complication, dont la maladie passera même souvent inaperçue, peuvent être et rester longtemps encore contagieux.

Nous croyons qu'il suffira d'être avisé sur les cas de l'ordre de ceux que nous rapportons pour pratiquer plus souvent des cultures de gorge. Conseiller des soins antiseptiques bucco-pharyngiens aux personnes qui approchent les malades et en dernier lieu faire faire cette désinfection que nous appelons définitive ; laquelle faite au moment propice sera plus utile qu'une série de désinfections en temps inopportun.

En terminant nous pouvons nous demander quel traitement on appliquera à ces formes frustes d'angines diphthériques.

Faut-il pratiquer la sérothérapie ?

La plupart de ces angines guérissent seules avec un minimum de traitement local. A-t-on le droit d'exposer ces malades aux accidents parfois assez sérieux qui peuvent suivre l'injection de sérum, d'autant plus que ces injections ne paraissent pas faire diminuer le pouvoir contagieux.

Certains auteurs ont cependant fait des injections de sérum dans des cas d'angines simples où même l'examen des cultures restait négatif au point de vue de la diphthérie et n'ont pas vu d'inconvénients à ces injections qui faites avec prudence, disent-ils, n'ont été suivies d'aucun accident.

Nous pensons que dans ces cas particuliers on ne coure aucun risque d'attendre, d'abord le résultat de la culture, ensuite l'évolution de ces légers accidents pendant les 48 premières heures en se limitant à un traitement local antiseptique.

Nous sommes à l'heure actuelle suffisamment armés contre les formes même les plus sévères de la diphthérie pour pouvoir, nous semble-t-il, laisser évoluer cette angine qui se terminera presque toujours de la façon la plus simple pour les malades ; mais en se tenant prêt pour appliquer immédiatement la sérothérapie dans toute sa rigueur si cette angine prenait des allures qui inspirent la moindre inquiétude.

Il y aura en outre une série de considérations venant de l'état général du malade, de l'état local de la gorge qui devront entrer en ligne de compte pour décider le médecin d'appliquer la sérothérapie où s'en tenir aux irrigations légèrement antiseptiques, acide phénique au 1/200, en solution dans la glycérine, eau boriquée.....

CONCLUSIONS

I. — L'examen bactériologique permet d'expliquer aujourd'hui ce fait signalé par les anciens épidéméiologues à savoir l'existence d'épidémies d'angines simples accompagnant les épidémies d'angines couenneuses.

L'infection de la gorge par le bacille de Klebs Lœffler peut, en effet, ne pas s'accompagner de fausses membranes. C'est à cette variété d'angines que nous donnons le nom d'angines diphthériques frustes.

II. — Ces formes frustes sont surtout fréquentes parmi les personnes de l'entourage des malades atteints de diphthérie pseudo-membraneuse.

Cliniquement on peut les classer avec Koplik en deux groupes :

a) Angines très légères, ne déterminant pas de phénomènes généraux ; guérissant sans traitement dans les quarante-huit heures et rappelant l'amygdalite cryptique.

b) Angines plus intenses avec phénomènes généraux accentués rappelant l'esquinancie.

III. — Dans la gorge des individus atteints de ces angines, le bacille de Klebs Lœffler peut persister à l'état virulent pendant plusieurs semaines en créant un danger de transmission d'autant plus grand qu'il est ignoré.

IV. — De la connaissance de ces faits on en déduit au point de vue prophylactique ;

a) La nécessité absolue de rechercher par l'examen bactériologique la nature des angines qui frappent les personnes avoisinant des diphthériques.

b) L'examen étant positif ces malades devront être traités comme de véritables diphthériques. Irrigations antiseptiques de la gorge. Isolement d'au moins un mois, et désinfection à la fin de cet isolement.

INDEX BIBLIOGRAPHIQUE

Bard. — *Lyon médical*, 1889.

Boureau. — *Gazette hebdomadaire*, 1895.

Bourges. — *Bulletin de l'Académie de médecine*, 1895.

Feer. — *Corresp. Bl. f. Schz. Aerzte*, 1893.

Guérard. — *Société médicale des hôpitaux*, 1858.

Gouguenheim. — *Société médicale des hôpitaux*, 1895.

Koplik. — *New-York Med. Journ.*, 1892 et 1894.

Lemoine. — *Province médicale*, 1892.

Martin et Chaillon. — Études cliniques et bactériologiques sur la diphthérie. *Annales de l'Institut Pasteur*, 1894.

Méry. — *Société médicale des hôpitaux*, 1894.

Mouillot. — *Dublin Medical Journ.*, 1887.

Netter. — *Société médicale des hôpitaux*, 1895.

Nivet. — *Document sur les épidémies qui ont régné dans l'arrondissement de Clermont-Ferrand de 1849 à 1864*, Paris, 1865.

Peter. — *Recherches sur la diphthérie et le croup*. Thèse de Paris, 1859.

Roux et Yersin. — *Annales de l'Institut Pasteur*, 3 mémoires, 1888-89-90.

Sanné. — *Dict. encyclopédique*, art. diphthérie, 1884.

Schæffer. — *British Med. Journ.*, 1895.

Sevestre et Méry. — *Bulletins de la Société médicale des hôpitaux*, 1895.

Sevestre et Meslay. — *Bulletins de la Société médicale des hôpitaux* 1895.

Szego. — *Jarh f. Kinderh.*, 1892.

Tézenas du Montcel. — Thèse de Lyon, 1894.

Tobiesen. — *Centralblatt. fur Bakteriol.*, 1892.

Trousséau. — *Clinique médicale de l'Hôtel-Dieu*, t. I.

Veillon. — Thèse de Paris, 1894.

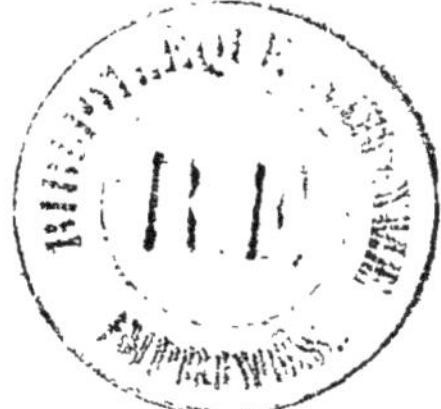

Imp. G. Saint-Aubin et Thevenot, St-Dizier. — J. THEVENOT, Successeur.

9 782019 257484